RAPPORT

EAUX THERMALES D'AIX

(EN SAVOIE)

PENDANT L'ANNÉE 1880

ÉTABLISSEMENT THERMAL

Considérations pratiques sur le mode d'emploi et sur l'action des eaux d'Aix et de Marlioz

PAR

Le Docteur L. BLANC

Médecin inspecteur des eaux d'Aix
Médecin de l'hôpital thermal, Médecin de l'Asile évangélique
Membre du Conseil d'hygiène de la Savoie, Président de la sous-section d'Aix
du club Alpin Français, Membre de plusieurs sociétés savantes

ADRIEN DELAHAYE et ÉMILE LECROSNIER, ÉDITEURS

PLACE DE L'ÉCOLE-DE-MÉDECINE

1881

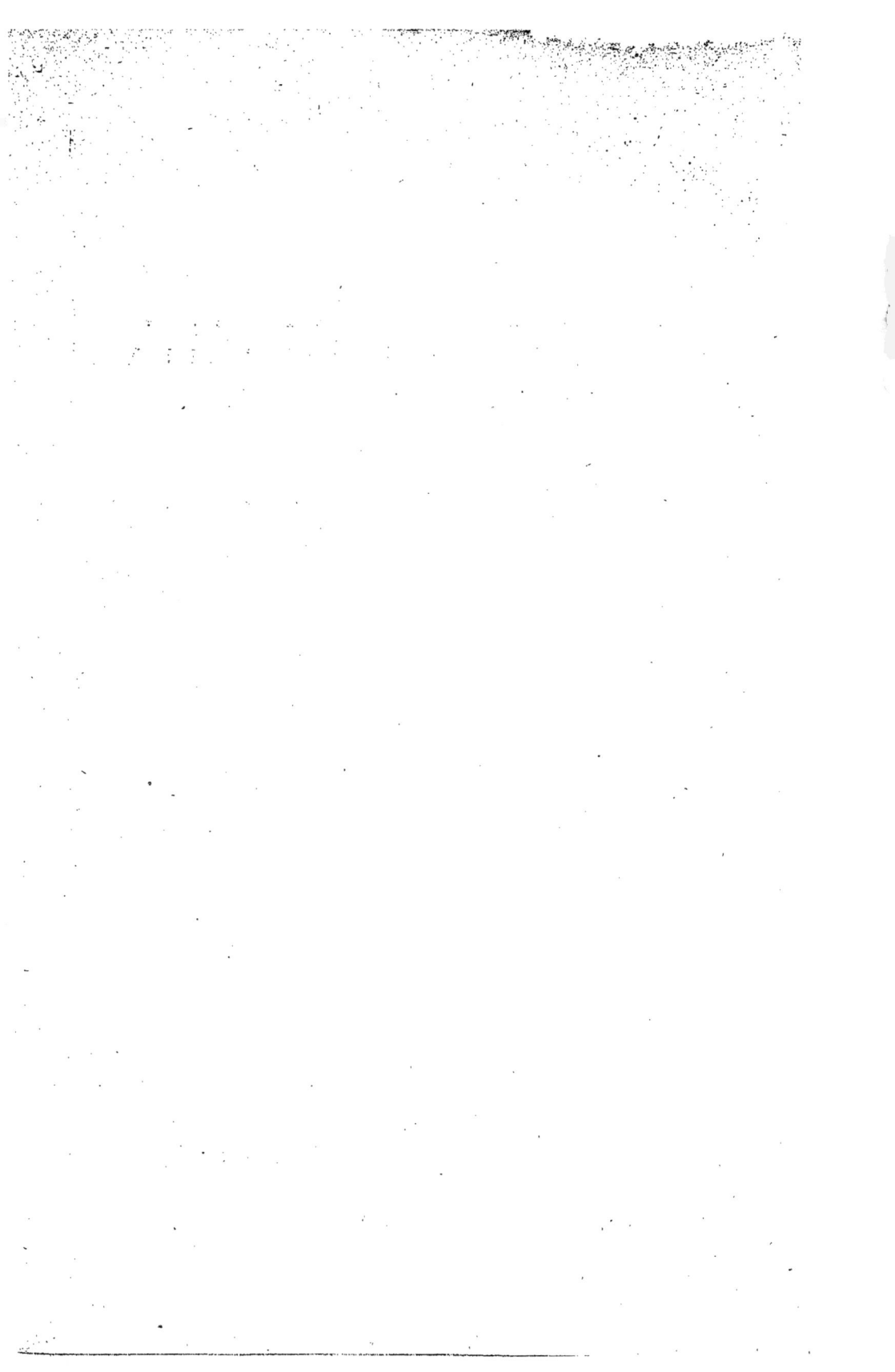

RAPPORT

EAUX THERMALES D'AIX

(EN SAVOIE)

PENDANT L'ANNÉE 1880

PARIS. — IMPRIMERIE ÉMILE MARTINET, RUE MIGNON 2.

RAPPORT

SUR LES

EAUX THERMALES D'AIX

(EN SAVOIE)

PENDANT L'ANNÉE 1880

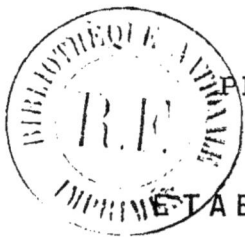

—

ÉTABLISSEMENT THERMAL

Considérations pratiques sur le mode d'emploi et sur l'action des eaux d'Aix et de Marlioz

PAR

Le Docteur L. BLANC

Médecin inspecteur des eaux d'Aix
Médecin de l'hôpital thermal, Médecin de l'Asile évangélique
Membre du Conseil d'hygiène de la Savoie, Président de la sous-section d'Aix
{du club Alpin Français, Membre de plusieurs sociétés savantes

PARIS

ADRIEN DELAHAYE et ÉMILE LECROSNIER, ÉDITEURS

PLACE DE L'ÉCOLE-DE-MÉDECINE

1881

1. — ÉTABLISSEMENT THERMAL

L'établissement thermal est situé à la partie est de la ville, à une altitude de 262 mètres au-dessus du niveau de la mer; il est divisé en trois corps de bâtiments correspondant aux trois principaux agrandissements qui ont été faits en 1776, 1859 et 1881. Il est adossé à une colline et divisé en trois étages successifs, qui ont été utilisés pour la bonne administration des eaux.

Il est composé de douches, bains, piscines, étuves, salles d'inhalation, salles de pulvérisation, buvettes qui méritent une description spéciale.

Les *baignoires* sont au nombre de 48, alimentées par les deux sources thermales et l'eau froide. Le bain peut être donné depuis la température minima de 14°, jusqu'à la température maxima de 43° degrés centigrades.

Huit baignoires sont alimentées par l'eau minérale réfrigérée permettant de donner des bains avec l'eau minérale seule, non additionnée d'eau froide, depuis la température de 16 degrés.

Huit baignoires sont annexées à des douches et permettent de donner successivement et sans déplacement la douche et le bain.

Les *piscines* sont au nombre de 6, dont 2 très grandes et 4 plus petites. Deux de ces piscines sont plus spécialement destinées aux enfants des deux sexes; elles peuvent, à des heures déterminées, être louées par des familles.

Cet aperçu médical succinct servira à tracer les indications précises des eaux d'Aix, réservant pour d'autres publications l'étude spéciale et complète de chaque maladie et de la plupart des complications importantes qui en sont la conséquence.

Cette étude, précédée de l'exposé physiologique des eaux d'Aix, me permettra de tracer un vaste programme qui sera successivement rempli dans les années ultérieures.

Les améliorations faites dans l'ancien établissement sont les suivantes :

1° Les douches du soubassement de la division du Bertholet, les locales, les princes vieux et les douches moyennes n° 1, la salle de humage ont été revêtues de marbres et faïences remplaçant les enduits de plâtre si facilement altérables avec la vapeur sulfureuse .

2° Les bouillons du soubassement ont été mis en communication directe avec les douches.

3° Une douche à la colonne et une douche en cercle pour dames ont été construites dans la division du soubassement.

4° Les vestiaires de la piscine des hommes ont été considérablement améliorés ; la construction de deux portes latérales permet maintenant d'éviter les courants d'air jusqu'alors incommodes et même dangereux. Ceux de la piscine des femmes ont été complètement transformés, 32 cabines bien aménagées remplacent les boxes si incommodes existant précédemment.

5° Les couloirs des soubassements ont été fermés au moyen de portes mobiles, enlevant ainsi les courants d'air, et dans les temps froids permettant aux malades de faire leur réaction sans s'exposer au froid extérieur.

6° Les douches Princes vieux, douche moyenne n° 1, douches locales, douches ascendantes ont été complètement transformées et aménagées avec tout le luxe et le confort moderne.

7° La grande buvette centrale a été refaite entièrement et complète le vaste et grand vestibule central.

8° Quatre chauffoirs à vapeur ont été installés dans les 4 divisions des bains des soubassements.

9° Enfin toutes les terrasses supérieures, les couloirs, les escaliers, les vestibules ont été remis complètement à neuf.

Tous ces travaux ayant nécessité un crédit de 609 000 francs ont été exécutés par M. Revel, architecte départemental, et M. Lévy, ingénieur des mines ; M. Tirard étant ministre de l'agriculture et du commerce, et M. Saysset-Schneider, préfet de la Savoie.

RAPPORT

SUR LES EAUX THERMALES D'AIX

(EN SAVOIE)

PENDANT L'ANNÉE 1880

La construction de l'annexe sud de l'établissement thermal d'Aix, les améliorations importantes qui ont été introduites dans l'ancien établissement, pendant l'hiver, m'engagent à faire mon rapport, pour l'exercice 1880, sur l'état de l'établissement tel qu'il a été livré aux baigneurs pour l'année 1881 (1).

Je présenterai ensuite le tableau de tous les malades que j'ai soignés, soit dans ma clientèle, soit dans les deux services hospitaliers dont je suis le médecin.

(1) L'annexe sud comprend :

1o Une grande salle d'inhalation.

2o 4 douches de pieds.

3o Une salle de pulvérisation avec huit tables à pulvérisation.

4o Treize grandes douches, dont six avec baignoires et deux avec bouillon.

Toutes ces douches ont un double vestiaire précédé d'un séchoir qui rend le service plus commode et plus agréable.

5o Un grand promenoir et un grand vestibule central.

6o Deux calorifères ou chauffoirs.

7o Un réservoir d'eau d'alun contenant 551 000 litres.

8o Un appartement pour le secrétaire agent comptable et des bureaux pour MM. les ingénieurs architectes et le médecin inspecteur.

Chacune de ces piscines est munie d'une douche froide
dont l'usage est fréquent pour les maladies traitées à
Aix.

Leur température est toujours de 35° centigrades.
Chaque piscine est précédée de vestiaires, considérablement améliorés cette année dans la division des hommes,
et transformés dans la division des femmes. En effet,
dès cette année une cabine spéciale est affectée à chaque
dame.

Douches. — Les douches sont au nombre de 51,
réparties de la façon suivante dans les différents
étages :

1 REZ-DE-CHAUSSÉE OU SOUBASSEMENT.

 14 douches des Princes à deux doucheurs
  ou doucheuses (soubassement et sud)...   14
 2 douches à colonne à un doucheur ou
  doucheuse...........................   2
 2 douches en cercle....................   2
 4 douches d'enfer.....................   4

1ᵉʳ ÉTAGE.

 9 douches des Princes ⎫
 (sud.) Princes vieux ⎬ à deux doucheurs
 douche neuve........ ⎭ ou doucheuse..   9

 1 douche moyenne...... ⎫ à 1 doucheur ou
 4 douches des albertins. ⎬ doucheuse......   9
 4 douches du centre..... ⎭
 3 douches locales.......................   3

2ᵉ ÉTAGE.

 4 douches moyennes à 1 doucheur........   4
 4 douches des Princes à deux doucheurs....   4
  Total des douches..........   51

Les différents noms donnés aux douches ont peu d'importance, ils rappellent soit leur destination primitive, soit la division qu'elles occupent; mais ils servent à guider le médecin dans le choix qu'il veut faire de telle ou telle douche, suivant les indications qu'il veut remplir.

Ces douches sont divisées en deux catégories : douches alimentées par l'eau thermale seule, douches alimentées par l'eau thermale et l'eau froide.

Les premières sont au nombre de 8 et comprennent les douches du centre et les douches d'enfer.

Les autres, au nombre de 43, comprennent toutes les autres douches.

D'une manière générale, la douche se compose d'un bassin de 3 mètres de longueur et 2^m80 de largeur. Elles sont plus ou moins enfoncées au-dessous du seuil, depuis 20 centimètres à 1 mètre, permettant ainsi de donner une douche et un bain en même temps.

Toutes ces douches sont précédées d'un double vestiaire; dans l'annexe sud, le vestiaire est lui-même précédé d'un séchoir, ce qui permet au malade de s'habiller sans être exposé à la buée de vapeur qui vient de la douche.

Les appareils qui composent la douche sont au nombre de 4.

1° Une boîte de mélange.
2° Une culotte ou jumelle,
3° Un appareil de grande chute avec une pomme d'arrosoir.
4° Une buvette.

I. *La boîte de mélange* est un récipient de 40 centimètres de longueur, 30 centimètres de largeur et 30 centimètres de profondeur, l'eau y est amenée par un tube recourbé en col de cygne divisé à son extrémité supérieure pour recevoir l'eau chaude et l'eau froide, le mélange se fait d'abord dans le col de cygne et il se complète dans la boîte de mélange de façon à rester invariable et donner toujours la même température.

Cet appareil est placé à 1 mètre 65 centimètres du sol et à 90 centimètres de la culotte, il se termine par un tuyau qui sert à conduire l'eau sur le malade.

L'eau sortant de cet appareil sert exclusivement à la partie supérieure du corps et du dos, dirigée sur le malade par un doucheur, dans les douches à deux doucheurs, elle arrive sur lui par un appareil spécial appelé *corbin* pour les douches à un seul doucheur. La hauteur de $1^m,65$ étant invariable pour toutes les douches, il s'ensuit que l'eau arrive sur les parties essentielles de l'organisme, avec une pression très faible qui ne peut pas varier à quel étage que la douche soit placée. Cette organisation a une importance considérable ; elle permet d'éviter toute pression trop forte et par conséquent tout danger, pour des organes souvent malades dans le rhumatisme si fréquent à Aix.

II. *La culotte ou jumelle* est une boîte oblongue, en cuivre, dans laquelle se fait le mélange de l'eau chaude et de l'eau froide, amenées par deux tubes isolés, elle est terminée à son extrémité inférieure par un seul tube qui servira à conduire l'eau sur le malade.

Dans l'annexe sud, chaque culotte est munie d'un manomètre qui permet de graduer la pression de l'eau, suivant l'indication précise du médecin.

Pour cet appareil, contrairement à ce qui se passe pour la boîte de mélange, l'eau arrive avec toute sa pression qui varie suivant l'étage occupé par la douche et permet ainsi de remplir de nombreuses indications.

Cette pression est de 14 mètres pour le soubassement.
de 9 mètres pour le 1er étage.
de 6 mètres pour le 2e étage.

III. *Un appareil de grande chute* avec pomme d'arrosoir, alimenté par l'eau chaude et l'eau froide ; le mélange se fait au moyen d'un appareil sous forme de boule. La pomme peut être remplacée par un tube en caoutchouc permettant de donner la douche verticale. L'eau qui sort de cet appareil a la même pression que celle de l'eau de la culotte.

IV. *Une buvette à eau froide.*

Les différents appareils étant ainsi disposés, le malade est placé entre les deux premiers, il reçoit, sur les membres supérieurs, le tronc, la tête, l'eau qui vient de la boîte à mélange ; l'eau destinée aux jambes et à la partie inférieure du tronc vient de la culotte ou de la pomme d'arrosoir. Elle est dirigée sur les membres par deux doucheurs ou doucheuses, dans quelques douches par un seul, dont les mains accompagnent l'eau en pratiquant le massage. Il s'ensuit que le malade est placé sous un ruisseau d'eau thermale, arrivant avec une pression et une température graduées suivant les indications médicales et qu'il est massé en même temps par cette eau qui le percute et les mains des doucheurs ou doucheuses qui accompagnent l'eau ; chaque membre, chaque partie du corps sont massés successivement par ce double moyen. Après le massage, le malade peut recevoir l'eau soit chaude, soit froide, ou encore alternée au moyen du jet simple de la lame, ou de la pomme d'arrosoir. C'est l'ensemble de ces opérations qui constitue *la douche d'Aix* qui a acquis une si grande réputation dans le monde entier et ne se donne qu'à Aix. La bonne administration de cette douche est grandement facilitée par la nature même de l'eau, qui, très riche en glairine et en matières organiques, est très onctueuse et permet le massage et les frictions sans que la peau en éprouve la moindre altération.

Si l'on considère maintenant quelle importance a pris le massage dans les affections douloureuses, dans les raideurs musculaires et les ankyloses, on comprendra toute l'importance d'un traitement où l'élément mécanique s'ajoute à l'action de l'eau thermale, si active déjà, par elle-même, contre toutes les affections qui dérivent de l'arthritisme.

Une dernière indication médicale ressort de la configuration différente de toutes ces douches.

Les unes, douche d'enfer, douche du centre, douche moyenne, douches des albertins et douches des princes vieux, sont hermétiquement fermées; d'autres, douches des soubassements, communiquent avec les vestiaires; d'autres enfin, douches des princes douches de l'annexe, commmuniquent directement avec l'air extérieur par de larges ouvertures placées à la partie supérieure, et donnent ainsi au médecin la facilité de choisir telle ou telle division, suivant qu'il désire une douche plus ou moins aérée, plus ou moins chargée de vapeur sulfureuse. A six de ces douches sont annexées des baignoires qui permettent de donner la douche et le bain sans déplacement. Six douches ont en même temps un bain de vapeur ou étuve appelé *bouillon* qui se prend soit

avant, soit après la douche générale, suivant l'indi
cation du médecin.

Les services rendus par ces étuves ou bouillons
dans la balnéation d'Aix sont considérables, ils méritent de fixer un instant l'attention du médecin.
En effet, si on examine la composition des eaux d'Aix,
on voit que l'agent principal de leur minéralisation est
l'hydrogène sulfuré ; il est donc tout naturel de
rechercher dans la vapeur de ces eaux l'élément modificateur et même guérisseur. Aussi nos pères, ajoutant une
grande importance à l'usage de la vapeur sulfureuse, en
avaient multiplié l'emploi. L'ancien établissement com-
prenait deux étuves à l'enfer, deux au centre et six au vaporarium. Quand l'eau froide a été ajoutée aux douches,
une réaction s'est opérée en faveur de la douche tempérée, et les étuves ont eu un moment de discrédit, si bien
que dans la partie nouvelle de l'établissement créé en
1859, il n'y avait que deux nouveaux bouillons, et il n'en
était plus question pour l'annexe sud qui devait être
construite.

Cette défaveur était-elle bien méritée ? je ne le crois
pas ; plusieurs de mes confrères partagent mon avis. La
Société médicale, tout en reconnaissant les services considérables rendus par l'introduction de l'eau froide, qui
permit de donner des douches tempérées d'un usage si
fréquent et si nécessaire, affirmait, dans ses différents
rapports, l'utilité de la vapeur, en demandant l'amélioration et l'agrandissement des Bertholets, l'amélioration des vaporarium d'un usage peu pratique en l'état,
et la création de nouvelles étuves dans l'annexe sud.

Si l'on considère que le maximum de température d'une

étuve peut être de 42 degrés centigrades, que cette température peut être facilement abaissée au moyen de l'eau fraîche qui est ajoutée à toutes les nouvelles étuves, on sera peu effrayé des résultats qu'on peut obtenir par une température relativement peu élevée. Ce qui pouvait paraître barbare, c'était la construction même des anciennes étuves, qui, placées dans un soubassement privé presque complètement de lumière, étaient un motif d'effroi et de crainte pour les malades. Exerçant depuis 14 ans dans la station d'Aix, j'ai pu me convaincre de l'utilité et de la nécessité de la vapeur dans certaines affections rhumatismales.

Les douches de vapeur se divisent en deux catégories : douches générales, douches locales.

1° *Douches de vapeur générale.* Elles sont au nombre de 16 divisées ainsi :

Six Bouillons, deux dans la division du centre, deux dans la division du soubassement, deux dans l'annexe sud ; ces bouillons sont annexés à des douches, correspondent directement avec elles, et peuvent être utilisés soit séparément, soit conjointement avec la douche ; ils sont alimentés par l'eau thermale à la température initiale. Les quatre derniers ont, en plus, l'eau froide, ce qui permet de modifier la température suivant l'indication médicale.

Huit *étuves*, deux à l'enfer, six dans les vaporarium. Dans les deux premières le malade peut en même temps recevoir l'eau thermale et être massé ; dans les six autres, le malade est dans un bain de vapeur, ayant les pieds plongés dans un bain d'eau minérale.

Deux *caisses* alimentées par la même vapeur que celle

de la division Bertholet qui fait l'objet d'une description spéciale.

2° *Division Bertholet.* — *Douches locales de vapeur.* — Ces douches ont une importance considérable, tant à cause des services qu'elles rendent, que de leur organisation spéciale à la station d'Aix. Elles sont au nombre de six, les deux caisses dont j'ai parlé plus haut, et quatre douches locales proprement dites, munies de nombreux appareils destinés à porter la vapeur sur les différentes parties du corps.

Pour bien en comprendre le fonctionnement, il faut avoir une idée exacte de la configuration de l'établissement et de son emplacement.

Nous avons dit que l'établissement thermal était adossé à une colline. Les réservoirs de la source d'alun sont situés au-dessus de l'établissement, un autre réservoir se trouve situé dans l'établissement même, au niveau du 2e étage. On a utilisé la chute de l'eau du réservoir supérieur dans le réservoir inférieur, pour établir un courant continu de vapeur forcée, qui sert à alimenter les différentes douches.

Cette eau du réservoir supérieur tombe dans le réservoir inférieur par quatre colonnes creuses, d'une hauteur de 2^m,80 et se brise sur des disques, avec prismes, placés à la partie supérieure de ce dernier. Par cette chute l'eau déplace une colonne d'air chargée de vapeur sulfureuse qui essaye de se dégager par les ouvertures qu'elle rencontre. Ces ouvertures ont été ménagées de façon à pouvoir être adaptées :

1° Aux deux caisses de vapeur ;

2° A des appareils spéciaux qui vont distribuer l'air

surchargé de vapeur sulfureuse sur les différents organes ou membres du corps humain, sans exposer le malade à l'action générale de la vapeur;

3° A quatre tambours munis de tuyaux en caoutchouc, qui la portent dans la gorge, le poumon, les yeux et les oreilles; ces tambours sont placés de façon à ce que la vapeur y arrive avec une pression différente, toujours la même pour chaque tambour, permettant ainsi d'établir des degrés dans les traitements, suivant les indications médicales.

Pour alimenter cette division Bertholet, il faut, par matinée, un débit de 1 800 000 litres d'eau. Aussi, pour avoir un service si complet, il était nécessaire de remplir les trois conditions suivantes :

1° Abondance considérable de l'eau;

2° Eau à une température de 45° donnant une vapeur facilément tolérée par le malade;

3° Possibilité de superposition de deux réservoirs.

La division de vapeur comprend encore deux grandes salles d'inhalation alimentées avec l'eau thermale à coulage direct; une au 2ᵉ étage dans la division des Bertholet, une à l'étage inférieur dans l'annexe sud. A cette dernière sont annexés quatre bains de pieds à courant d'eau continue, utiles pour les malades dont les organes internes se congestionnent facilement.

Enfin deux *salles de pulvérisation* complètent l'établissement; elles contiennent onze appareils alimentés par l'eau sulfureuse à coulage direct.

Je n'ai pas parlé de l'organisation des douches en cercle, des bains de siège, des douches ascendantes; elles n'offrent rien de spécial; elles sont en tout semblables à celles des établissements ordinaires, elles sont alimentées par l'eau thermale et l'eau froide.

Deux sources thermales alimentent ces douches, étuves, bains, piscines, etc., l'une dite de *soufre*, l'autre dite *alun*; elles fournissent le débit énorme de 4 000 000 litres en 24 heures, qui, ajoutés à l'eau froide, forment un débit de près de 6 000 000.

La composition chimique des sources thermales diffère peu comme le prouvent la dernière analyse faite par M. Wilm en 1878 et celle faite par M. Garrigou à la même époque, l'une indiquant les éléments simples de l'eau, l'autre leurs combinaisons probables; M. Bonjean était déjà arrivé au même résultat en 1832.

ANALYSE DE L'EAU D'AIX RAPPORTÉE A UN LITRE

Acide sulfurique. — Non dosé à cause de l'oxydation du principe sulfuré dans l'eau qui a été envoyé au laboratoire du Dr Garrigou.

	SOURCE d'alun	SOURCE de soufre
	GR.	GR.
Acide carbonique combiné......................	0.0638	0.0732
— silicique.....	0.0192	0.0183
— nitrique.............................	traces à peine sensibles	
Chlore.............	0.0159	0.0160
Iode...................................	très-net	traces sens.
Soude	0.0637	0.0654
Potasse.................................	assez abondante	
Lithine.................................	très nette	
Chaux....................	0.1343	0.1428
Strontiane................................	très nette	
Magnésie..............................	0.0378	0.0364
Alumine.................................	0.0007	0.0019
Fer	0.0004	0.0007
Manganèse............................	traces nettes	
Plomb...................................	—	
Cuivre................................ ..	—	
Arsenic................................	—	
Matière organique.........................	quantité notable, etc.	
Résidu total posé directement...........	0.3954	0.5038

ANALYSE FAITE PAR M. WILM

	SOURCE de soufre	SOURCE d'alun	
Température......................	45°5	44°6	
Hydrogène sulfuré libre............	3^{mgr}37 à 4^{mgr}13	3^{mgr}74	
Soufre à l'état d'hyposulfite.........	3^{mgr}84	3^{mgr}60	
Gaz acide carbonique...............	47^{cc}15	44^{cc}58	
	(ou 0^{gr}0932)	(ou 0^{gr}0882	
Azote...........................	13^{cc}03)	12^{cc}5	0.1982
Carbonate calcique................	0.1894	0.1623	
— magnésique	0.0105	0.0176	
— ferreux.............. ..	0.0010	0.0008	
Silice...........................:	»	0.0175	
Total du dépôt par ébullition.........	0.2009	0.1983	
Silice............................	0.0470	0.0365	
Sulfate de chaux..................	0.0928 ·	0.0810	
— de magnésie...............	0.0735	0.0493	
— de soude	0.0327	0.0545	
— d'alumine.................	0.0081	0.0003	
Chlorure de sodium...............	0.0300	0.0274	
Phosphate de chaux...............	0.0076	traces	
Total des principes restés dissous.....	0.2916	0.2461	
Total des principes fixes dosés.....é..	0.4925	0.4433	

SOURCE DE SOUFRE   SOURCE D'ALUN

Matières organiques. — Très variable

	SOURCE DE SOUFRE			SOURCE D'ALUN	
Lithine......	traces......	⎫		traces	⎫
Potassium...	douteux....	⎬ 0.0050		douteux	⎬ 0.0095
Strontium ...	douteux....	⎪		douteux	⎪
Iode.........	douteux ...	⎭		traces	⎭

MATIÈRE ORGANIQUE OU BARÉGINE DES EAUX D'AIX

La barégine d'Aix, séchée à 100°, laisse 50 pour 100 de cendres, composées, pour 100 parties, de :

Silice 37.41
Alumine.............. 4.86
Oxyde d^{e} fer.......... 10.00 environ

Matières non dosées...
{
Chlorure, acide.....
Sulfurique acide.....
Carbonique.........
}
11.76

Magnésie.............. Peu

Iode.................. Nul

_____

100

Pour pouvoir utiliser toute cette eau de vastes réservoirs ont été construits, au nombre de 4 ; ils peuvent emmagasiner 2 millions 323 litres d'eau. On s'explique ainsi l'abondance de l'eau donnée pour chaque douche.

Si l'on considère maintenant que depuis cette année, grâce à la libéralité du gouvernement, toutes ces douches, ces bains, ces étuves, ont été considérablement améliorés, que la faïence et le marbre remplacent ou remplaceront bientôt les anciens enduits qui se dégradaient avec une très grande rapidité ; si on considère aussi que tous les appareils ont été choisis avec le plus grand soin dans les modèles nouveaux, on comprendra l'importance que peut avoir un établissement disposant d'un volume d'eau minérale considérable, présentant toutes les variétés de douches administrées par des doucheurs et doucheuses dont la réputation n'est plus à faire et dont l'éducation se perfectionne d'année en année.

Le nombre d'employés nécessaire pour la bonne direction de l'établissement est de 192 ; ce chiffre à lui seul pourrait montrer l'importance de l'établissement.

Cette ancienne et juste réputation de bonne administration des eaux est si bien acceptée par le corps médical que plusieurs confrères distingués, considérant leur faible minéralisation, avaient et ont encore la conviction que les résultats si merveilleux obtenus à Aix tiennent presque exclusivement à leur mode d'administration.

Il n'en n'est rien ; l'étude de l'action physiologique des eaux prises en dehors de toute action mécanique, nous montrera leur action spéciale et profondément modificatrice sur les diathèses. Cette action est encore prouvée par les résultats obtenus ; en effet, la plupart des malades ne nous arrivent qu'après avoir pris dans les diverses villes qu'ils habitent des douches et des bains de vapeur dont l'action mécanique ne laisse rien à désirer, ils en éprouvent du soulagement, il est vrai, mais le plus souvent ils sont obligés de venir demander à nos thermes une guérison radicale.

Du reste, voici les phénomènes qui se passent avec le bain seul, sans douche ou vapeur.

La première impression d'un baigneur en se plongeant dans un bain à 35 degrés, température des piscines, est un sentiment de bien-être général ; il semble qu'il y a une détente dans l'organisme et que les douleurs ont une tendance à disparaître ou tout au moins à s'atténuer. On ne perçoit aucune action physiologique appréciable, le pouls et la température ne subissent aucune modification. Le malade sort du bain satisfait de sa première immersion ; deux ou trois heures après, les phénomènes changent, il commence à sentir un peu de lassitude, un peu d'engourdissement, une espèce de torpeur, qui l'engagent à dormir. Mais le sommeil ne vient pas. Au contraire, quand le malade est couché, il a de la peine à s'endormir et s'il dort, il est agité par des rêves pénibles, des réveils en sursault. En même temps, les douleurs commencent à apparaître et non seulement elles se font sentir là où elles existaient déjà, mais encore sur les points où elles ne s'étaient jamais manifestées.

Chez les personnes nerveuses il y a une excitation générale non seulement du système nerveux, mais encore de toute la périférie du corps ; elles éprouvent quelquefois des sensations de chaleur insolite, des picottements sur tout le corps. Quelquefois pour les personnes à peau fine, il apparaît de légères rougeurs fugaces, semblables à l'urticaire. Aussi, nombreux sont les baigneurs qui, croyant prendre un simple bain de plaisir dans nos vastes piscines, voient apparaître des douleurs qu'ils croyaient éteintes depuis longtemps et qui en se réveillant indiquent l'utilité et la nécessité d'un traitement complet.

Ces symptômes varient suivant les baigneurs ; ils se produisent plus ou moins facilement, plus ou moins rapidement, mais leur présence est constante. Il y a donc une action spéciale due à l'eau thermale seule, action dont la cause nous échappe, mais qui peut être produite soit par l'hydrogène sulfuré ou les sulfures, soit par les courants électriques qui s'établissent entre le baigneur et l'eau, ou qui sont produits par la décomposition des divers sels au contact de l'oxygène de l'air (1). Cette dernière explication paraît d'autant plus vraie, que les différents phénomènes éprouvés par les baigneurs se rapprochent très sensiblement de ceux produits par des courants électriques à faible tension.

Des expériences comparatives faites avec les eaux

---

(1) Scoutetten avait déjà constaté le développement considérable d'électricité par le bain d'Aix ; des expériences ultérieures ont démontré l'exactitude des faits qu'il avait avancés.

d'Aix et des eaux minéralisées artificiellement m'ont démontré que les symptômes que j'ai décrits sont bien le fait de notre eau thermale, et qu'ils ne sont pas dus soit à la seule chaleur, soit à la seule minéralisation.

Les phénomènes qui se produisent dans la douche sont différents. Mais, pour bien s'en rendre compte, il est nécessaire de donner une description exacte de la douche. Voici comme elle s'administre : « Le baigneur étant assis sur une chaise, l'eau lui tombe sur toutes les parties du corps successivement, avec plus ou moins de force ou de volume, suivant la prescription du médecin. Deux doucheurs, pendant ce temps, lui frictionnent la peau, lui massent tous les muscles, et lui font mouvoir en tout sens les diverses articulations. Cette opération, qui dure de dix à quinze minutes, étant terminée, le baigneur est enveloppé dans un peignoir de flanelle, un drap et une couverture : une fois dans ce *maillot*, c'est le terme usuel, il est mis dans une chaise fermée, transporté à son domicile, où l'attend un lit chaud, et là il est confié au sécheur de la maison, qui l'essuie, le laisse plus ou moins de temps dans le maillot, lui donne à boire de l'eau minérale ou toute autre boisson selon l'ordonnance.

Par cette manière d'administrer la douche, on voit que les soins dont sont entourés les baigneurs à l'établissement leur sont continués à domicile.

D'autres fois, après la douche, le baigneur bien séché, bien essuyé, fait une promenade et amène la réaction par l'exercice et la marche.

Cette douche peut varier à l'infini sous le rapport du

massage, de la température, du volume des eaux, de la force et de la direction des chutes.

Le massage peut être exercé partiellement ou sur toutes les parties du corps en général, la tête exceptée; il peut être plus ou moins énergique, il peut être accompagné de frictions faites avec la main ou à l'aide de brosses.

Sous le rapport de la température, la douche peut être prise à 44 ou 45 degrés, comme aux bouillons, à l'enfer, au centre, tandis qu'aux princes, aux douches moyennes aux douches du soubassement, elle peut varier de 16 à 46 degrés. Le baigneur peut passer insensiblement d'un degré à l'autre, comme il peut passer brusquement d'une température élevée à une température basse et *vice versa* (douche écossaise). Il peut encore être soumis à différentes températures à la fois, recevoir, par exemple l'eau chaude sur les pieds, tempérée sur les épaules et froide sur la tête.

Le baigneur peut recevoir de l'eau sur tout le corps, par torrents ou en faible quantité.

Cette eau peut tomber avec force en jets, en pluie ou en nappes; cette force peut être atténuée au moyen de tuyaux coudés.

Elle peut arriver par des conduits garnis de pistons à embouchures plus ou moins grandes, ou terminés par une pomme d'arrosoir avec des grilles plus ou moins fines.

Elle peut être dirigée horizontalement, comme dans les douches du bassin, de bas en haut dans la douche du périnée (bec de corbin), ou verticalement, c'est-à-dire en tous sens. (Rapport du Dr Blanc 1865.)

Enfin les pressions de l'eau peuvent varier à l'infini, comme je l'ai établi dans le chapitre précédent.

De cette variété dans l'administration des douches naît l'action que j'appelle mécanique, et à laquelle on peut faire produire des effets physiologiques tantôt excitants, tantôt sédatifs, tantôt perturbateurs, tantôt révulsifs, en un mot, que l'on peut modifier à l'infini.

La douche tempérée à 34 degrés est sédative, le pouls s'accélère à peine de 4 à 5 pulsations, la température ne varie pas.

Dans la douche chaude au contraire à 37 et 40 degrés, et surtout dans les étuves, le pouls s'accélère rapidement, il augmente facilement de 10, 20 et même 30 pulsations par minute; la température rectale s'élève aussi d'un degré et demi. Il est nécessaire de bien connaître cette action si excitante, qui doit être évitée pour toutes les personnes dont le cœur est malade, comme cela arrive si souvent dans les affections rhumatismales. Cette action excitante de la douche dure avec elle. Le pouls et la température reviennent à leur état normal 10 ou 15 minutes après sa cessation, et cela d'autant plus rapidement que la réaction aura été plus franche et plus nette, et la transpiration plus abondante. On peut donc, suivant les résultats que l'on veut obtenir, modifier à l'infini la douche et obtenir des résultats variables suivant les affections qu'on à traiter, les complications qu'on a à guérir.

Un des résultats les plus remarquables obtenus par le traitement d'Aix est celui qui se produit du côté des urines. Dès le debut du traitement, il se fait une augmentation très sensible dans l'élimination de l'urée et de

l'acide urique. Cette double élimination se produit invariablement quel que soit le traitement employé, boisson,
bain, étuve, et doit jouer un grand rôle dans la guérison
du rhumatisme et de la goutte.

L'exposé rapide des différents traitements employés
pour les maladies soignées par moi pendant l'année 1880
servira a établir d'une façon plus précise les indications
et contre-indications de nos eaux.

Le nombre de malades soignés soit dans ma clientèle
civile, soit à l'hôpital, pendant l'année 1880, a été de
729, répartis de la façon suivante :

```
           / Douleurs rhumatoïdes . . . . . . . . .   140
          / Rhumatisme ( d'emblée.. . . . . . . . . . 21 )
         |  subaigu.. ( suite du rhumatisme aigu . . . . 41 )  62
         |                        ( d'emblée . . . . . 111 )
         |              simple ...( suite du rhumatisme ar- )  179
         |                        ( ticulaire aigu . . . 68 )
         |                              ( d'emblée.  . 2
         |                     fibreux...( suite d. rhum.
         |          Rhumatisme (        ( artic. aigu . 2
Rhumatismes( chronique.(             ( d'emblée.  . 25
         |          \ déformant( fibreux et ( suite d. rhum. )  38
         |                     ( osseux.. ( artic. aigu.. 4 )
         |                     ( nodosités ( d'emblée .  . 4
         |                     ( d'Heber- ( suite d. rhum .
         |                     ( den..... ( artic. aigu.. 1
         |  Lésions cardiaques ayant compliqué )
          \ le rhumatisme . . . . . 24 ( lésions mitrales . 19
            Dont 2 compliquant le rhumatisme ( lésions aortiques  5
            chronique déformant. . . . . )

                    Total des rhumatisants. . . . . .   419
                    Goutteux. . . . . . . . . .    7

                              Total. . . . . . .   426
```

Affections articulaires..

- Coxalgies et arthrite de l'articulat. coxo-fémorale. . .
  - droite. . . . 14
  - gauche. . . . 12
  - double . . . 2

  28

- Arthrites sèches
  - scapulo-humérale. . { gauche. . . 5 / droite. . . 2
  - huméro-cubitale. . { gauche. . . 1 / droite. . . 1
  - fémoro-tibiale . . { gauche. . . 3 / droite. . . 3 / double. . . 10

- Arthrites et hydarthrose, tumeurs blanches.
  - fémoro-tibiale . . { gauche. . . 15 / droite. . . 12 / double. . . 5
  - tibio-tarsienne. 8
  - radio-carpienne 2

  Total. 67   } 67

Dont 9 avec ankylose complète, 5 consécutives à des blennorrhagies et 10 traumatiques.

Total des affections articulaires. . . 95

521

Sciatiques. .	Accompagnant le rhumatisme. { gauche. . 22 / droite.. . 13 / double. . . 3 / Sans rhuma.-tisme. . . { gauche. . 12 / droite.. . 7	57 dont 19 n'accompagnant pas le rhumatisme . .	19
Pharyngo-laryngites.	{ Avec rhumatisme. . . . . 40 / Sans rhumatisme. 16	56 dont 16 n'accompag. pas le rhum.	16
Syphilis.. .	{ Épreuve thermale. . . . . 17 / En cours de traitement.. . . 25	. . . .	42
Bronchites. .	{ Chronique simple. . . . . 16 / Tuberculeuse. . . . . . 5 / Accompagnant le rhumatisme.. 13	34 dont 21 n'accompagnant pas le rhumatisme..	21
Métrites . .	{ Avec rhumatisme. . . . . 4 / Sans rhumatisme. . . . . 10 } 14.		10
Névralgies sans rhumatisme. .	. . . .		10
Gastralgies..	{ Accompagnant le rhumatisme. 5 / Sans rhumatisme. . . . . 3 } 8.		3
Dyspepsies sans rhumatisme. .	. . . .		3
Eczéma.. .	{ Accompagnant le rhumatisme. 7 / Sans rhumatisme. . . . . 7 } 14.		7
Névroses diverses .	. . . .		14
Ataxiques. .	. . . .		7
Paralysies. .	{ Hémiplégie.. . . . . . 3 / Faciale. . . . . . . 2 / Des membres inférieurs. . . 2 / Infantile.. . . . . . . 2 } 9.		9

Report. . 521

Contractures muscul. non rhumatism.	De deux jambes	3	5.	5
	De l'avant-bras	2		

Torticolis rhumatismal. 2

Contusions. .	Hanche.	1	0.	6
	Talon.	2		
	Grand trochanter.	2		
	Cuisse. . . . . . . •	1		

Fractures. .	Humérus.	1	13.	13
	Radius.	2		
	Olécrane.	1		
	Fémur.	4		
	Tibia.	4		
	Rotule	1		

Psoriasis. 2
Ozène. 3
Acné sébacé. . . . . `

Phlegmasia alba-dolens.	Double. . 1	3.	3
	Simple . . 2		

Albuminurique. 2
Glycosurique. 3
Colique de plomb. 1
Scrofulides. 4

Total des malades. 729

En résumé, nous trouvons :

Rhumatisants et goutteux. 426
Affections articulaires. 95
Sciatiques. 57
Affections pharyngiennes et laryngiennes. 56
Affections syphilitiques. 42
Bronchites. 34
Métrites. 14
Névralgies (sans rhumatisme). 10
Affections de la peau. 20
Gastralgies et dyspepsies. 11
Névroses diverses et ataxie. 21
Contusions et anciennes fractures. 19
Divers (contractures musculaires paraly-
   sies, torticolis, océne, phlegmasia alba-
   dolens, albuminurie, glycosuire, colique
   de plomb. 28

Total. 832

Si le chiffre 833 ne correspond pas au nombre réel de malades qui est de 729, c'est que plusieurs malades font double emploi, ayant en même temps le rhumatisme et une complication importante qui prime la maladie générale.

Dans un rapport sommaire, il serait trop long de passer en revue tous les cas traités à Aix ; il me paraît aussi impossible d'établir une statistique précise, indiquant soit les guérisons, soit les améliorations, soit les résultats négatifs ou nuisibles, obtenus d'une année à une autre. La plupart des malades repartent d'Aix dans le même état qu'à leur arrivée ; plusieurs mêmes sont plus malades après le traitement thermal, et ce n'est que dans les deux ou trois mois qui suivent la cure que l'amélioration commence à se faire sentir.

Plusieurs malades reviennent l'année suivante ; ils sont évidemment un élément de statistique vraie, mais ils sont trop peu nombreux. D'autres reviennent plusieurs années de suite ; d'autres enfin mettent une ou deux années d'intervalle entre leurs différentes cures. Pour donner un aperçu réel, il faut embrasser plusieurs années de traitement ; c'est ce que je me propose de faire quand j'étudierai chaque maladie séparément.

Pour le moment, je me contente de l'énumération des maladies traitées, énumération peu médicale il est vrai, mais dont j'ai besoin pour établir d'une façon à peu près précise le rapport qui existe entre les différentes maladies ou affections traitées à Aix.

Le tableau des malades que j'ai présenté pour l'été 1880 est, en effet, assez complet pour donner une idée exacte des maladies soignées à Aix, de leur fréquence relative et par conséquent de la caractéristique d'Aix.

Rhumatisme. — Et d'abord, on trouve le rhumatisme sous toutes ses formes, depuis la simple douleur rhumathoïde, jusqu'au rhumatisme déformant le plus grave, ainsi que toutes les complications qui font partie de la maladie, névralgies, sciatiques, dyspepsies, gastralgies, affections pharyngiennes et bronchiques, affections cardiaques, etc.

Parler de l'action des eaux d'Aix dans le rhumatisme, c'est rappeler les nombreux mémoires qui ont été publiés par tous les médecins qui ont exercé à Aix (1), par tous ceux qui ont écrit sur les stations thermales.

Les propriétés physiologiques des eaux d'Aix, leur température, leur mode d'administration si perfectionné, expliquent parfaitement la juste réputation que s'est acquise cette station pour l'amélioration et la guérison des rhumatismes.

Les bains, les douches, les étuves, la boisson sont utilisés contre cette maladie. En général, le traitement consiste en 16 ou 18 douches ou étuves et 4 ou 5 bains; mais, on comprend combien doivent être grandes les exceptions à cette règle. La douche elle-même varie à l'infini, suivant le degré d'intensité du mal, suivant l'ancienneté de la maladie, suivant sa forme, suivant la tolérance du malade et surtout suivant les complications qu'on veut éviter, et dont il faut tenir le plus grand compte.

C'est au médecin à saisir d'une façon précise toutes ces indications si variées ; aussi son rôle est d'une haute

---

(1) Cabias-Panthod, Démaison, M. Despine, J. Despine, Davat-L., Blanc, Bertier, L. Vidal, Guilland, Gaillard, Berthet, Forestier, Macé, Brachet, Demeaux, Bertier fils, etc., etc.

importance dans notre station. Devant régler lui-même
le traitement délicat et d'une application souvent difficile, il est obligé de rester dans l'établissement pour
surveiller, diriger ses malades. Aussi je ne saurais trop
engager le gouvernement à persister dans la voie suivie
depuis un an, en facilitant le séjour de tous les médecins dans l'établissement thermal, en améliorant et
en créant des salles de consultations bien organisées,
bien installées. C'est pour le même motif qu'un laboratoire complet de physiologie et de chimie a été créé
cette année dans l'établissement même. Les médecins,
tout en surveillant et dirigeant leurs malades, peuvent
se livrer à des études expérimentales qui profiteront
à la renommée de l'établissement et aux malades eux-
mêmes, en permettant de poser d'une manière plus
précise toutes les indications.

Dans le rhumatisme chronique vrai j'ai une grande
confiance dans les étuves combinées avec la douche et le
bain. C'est surtout avec elles qu'on obtient ces résultats si
surprenants quelquefois ; mais, je ne saurais trop engager
les malades à prendre toutes les précautions possibles
pour éviter toutes les causes de refroidissement ; le seul
moyen dans ce cas c'est d'user du *maillot* et de se faire
porter à domicile, réservant la douche simple avec promenade consécutive pour les cas, fort nombreux du
reste, où le rhumatisme est léger et où les malades
énervés ou affaiblis ne peuvent ou ne doivent employer
cet adjuvant si précieux.

De préférence je fais prendre la douche très matin,
pour que les malades puissent avoir un long repos entre
leur douche et l'heure à laquelle ils devront déjeuner. Ce

repos est d'autant plus nécessaire, que, la détente ne s'opère bien qu'une heure environ après la douche, le malade en est généralement averti par un besoin de s'étirer dans son lit, et de détendre successivement tout ses muscles.

Mais s'il est *utile* d'entourer le malade de ces précautions dans la forme ordinaire du rhumatisme, il est *indispensable* de le faire pour les malades atteints de rhumatisme déformant, osseux ou fibreux, affection si tenace représentée par le chiffre considérable de 38. Ce n'est que par un excès de prudence, des soins continus, qu'on peut arriver à des résultats heureux, plus fréquents qu'on ne le croit généralement. Pour ce dernier rhumatisme, j'emploie de préférence la douche tempérée à 35 degrés, avec massage modéré, ne permettant les mouvements que si les surfaces osseuses articulaires ne sont pas altérées. Ces indications ont déjà été parfaitement formulées par mon confrère, le Dr Berthier fils. Dans ces cas je fais toujours porter les malades à domicile, en recommandant de ne laisser que quelques minutes seulement dans le maillot, pour éviter les sudations exagérées, que je crois inutiles et même dangereuses.

Il est pourtant quelques exceptions à cette règle, quelques malades, quoique très anémiés et très débilités, ne tolèrent bien que les étuves et ne sont améliorés que par elles, mais ces cas sont rares ; ce n'est souvent qu'après plusieurs tâtonnements qu'on arrive à les employer, et toujours avec la plus grande réserve. Il n'est pas facile d'établir dans ces cas une indication précise. Dans les recherches que nous entreprenons, mon collègue M. Monard et moi, nous arriverons peut-être à trouver, soit dans le sang, soit dans les excrétions et sécrétions, une indication précise pour tel ou tel mode de traitement. Dans cette forme de rhumatisme, un régime tonique, les préparations ferrugineuses, l'eau de Challes en boisson, sont des adjuvants indispensables.

Quoi qu'il en soit et pour entourer le malade de toutes les précautions possibles et se conformer aux indications si bien formulées par le Dr Besnier, dans son article RHUMATISME (*Dictionnaire encyclopédique des sciences médicales*), nous avons introduit, dans la nouvelle annexe, comme dans l'ancien établissement modifié, les améliorations destinées à éviter aux malades toutes causes possibles de refroidissement.

C'est dans ce but que les couloirs des soubassements ont été fermés par des portes mobiles, brisant le courant d'air, que les bouillons ont été mis en communication directes avec les douches, et enfin que des chauffoirs ont été placés dans toutes les divisions de l'établissement, permettant de fournir aux malades des linges toujours très chauds. Ces indications avaient, du reste, été formulées par la Société médicale d'Aix, et nous sommes heureux d'avoir trouvé auprès du gouvernement un appui si considérable, nous permettant de réaliser ces modifications et améliorations demandées depuis long-temps par les malades et le corps médical.

Pour le rhumatisme chronique et à plus forte raison pour la forme déformante, l'amélioration ne se fait sentir que un, deux et même trois mois après la cessation du traitement thermal. Plusieurs saisons sont nécessaires, les malades ne doivent pas se décourager, après une première cure qui a paru produire peu ou pas de modification, ce n'est qu'avec la *persévérance* que nous sommes arrivés à des résultats vraiment surprenants, sur lesquels nous ne pouvions presque plus compter. Dans ces cas, les malades doivent revenir trois et même quatre ans de suite.

J'ai pu souvent me convaincre de la vérité de ce fait dans ma pratique hospitalière : les malades n'ayant pas l'argent nécessaire pour courir de stations en stations, reviennent à Aix et se guérissent.

Je ne veux pas quitter le rhumatisme sans parler d'une de ses complications les plus graves, c'est-à-dire des affections cardiaques. Sur les 419 rhumatisants, 24 étaient atteints de lésions soit aortiques, soit mitrales. On croit trop généralement que cette complication est une contre-indication au traitement thermal. D'après mon expérience personnelle, d'après les cas nombreux que j'ai pu observer depuis 14 ans, je puis affirmer le contraire. Les complications cardiaques, en tant qu'elles ne sont pas trop nombreuses, que les altérations valvulaires ou artérielles ne sont pas trop étendues, peuvent être améliorées, même guéries par un traitement appliqué avec toute la prudence nécessaire en pareil cas.

Depuis trois ans surtout que j'étudie d'une façon toute particulière le cœur des rhumatisants, soit au moyen des signes stétoscopiques, soit au moyen des signes graphiques, j'ai pu constater quelques guérisons remarquables. Cette remarque avait déjà été faite par plusieurs médecins d'Aix, et M. le Dr Vidal en a fait l'objet d'un mémoire spécial.

Goutte. — Presque dans tous les ouvrages sur les eaux

3

minérales, les eaux d'Aix sont contre-indiquées dans le traitement de la goutte. Le nombre de malades atteints de cette maladie était, en effet, restreint ; moi-même je n'ai eu que sept goutteux à soigner pendant l'été 1880 ; mais ce chiffre ne représente pas exactement le nombre réel et proportionnel de malades traités à Aix de cette maladie. Les médecins qui soignent plus spécialement la clientèle anglaise donneraient une statistique bien plus considérable. Les médecins anglais, en effet, envoient tous les ans un grand nombre de goutteux à nos sources.

Les médecins français, au contraire, envoient peu de goutteux, et cette exclusion a pu être justifiée par les résultats obtenus au début contre cette affection. Tant que la médication d'Aix a été très énergique, qu'on a employé les douches très chaudes, avec étuves prolongées et massages énergiques, les résultats ont été désastreux. C'est que ces traitements énergiques réveillaient invariablement des accès de goutte quelquefois très violents. Les malades, bien que mieux portant après ces accès, repartaient avec l'impression des douleurs qu'ils avaient endurées et laissaient un mauvais souvenir, soit au médecin qui avait envoyé le malade à Aix, soit à celui qui avait dirigé le traitement.

Pour moi, les goutteux peuvent et doivent être traités à Aix ; l'élimination considérable d'acide urique et d'urée, les modifications qu'on imprime aux téguments extérieurs indiquent, a priori, l'utilité du traitement d'Aix. Mes confrères les D' Bertier fils, Brachet, Macé, soignent tous les ans de nombreux goutteux et ils ont toujours lieu de se réjouir des résultats obtenus. Dans ces cas, le traitement doit être fait avec une grande prudence, les douches tempérées, de courte durée, les massages légers en évitant les points primitivement atteints, sont les seuls traitements employés. Il est utile d'y adjoindre les boissons de Châlles quelquefois celle de Saint-Simon ou bien l'eau de Vichy ou de Vals. Si malgré la prudence du traitement employé, il survient encore des accès pendant le cours du traitement thermal, ces accès sont peu douloureux, de courte durée, et surtout une fois passés, ils ne se renouvellent plus aussi souvent. Les malades reviennent une autre année satisfaits du peu de souffrance qu'ils ont eu à endurer dans l'année qui a suivi la cure thermale. Mais la cure d'Aix doit surtout être indiquée toutes les fois que l'on a affaire à ces cas, assez nombreux du reste, où la goutte et le rhumatisme se trouvent réunis chez un même malade sans qu'il soit possible de déterminer d'une manière absolue laquelle des deux maladies prédomine.

Affections articulaires. — Au nombre de 95, elles comprennent toutes les affections, depuis la simple hydarthrose et arthrite sèche, jusqu'aux maladies les plus graves des grandes articulations (tumeurs blanches, coxalgies). Les moyens dont nous disposons sont véritablement remarquables, mais celui qui nous rend incontestablement le plus de services est la douche de vapeur locale avec massage et mouvements faits avec la plus grande prudence.

Dans ces affections l'intervention médicale est indispensable ; autant un traitement suivi avec prudence peut donner de bons résultats, autant il peut devenir dangereux s'il est mal appliqué. Les massages, les mouvements, surtout, doivent être surveillés avec la plus grande attention ; ils doivent même toujours être évités pour les lésions articulaires des grandes articulations, la coxalgie par exemple. Aussi dans les leçons faites cette année aux doucheurs je leur ai recommandé de ne toucher à ces articulations qu'avec une grande prudence et sous la recommandation expresse du médecin.

J'insiste sur la nécessité de cette intervention médicale car, si, quelquefois, les eaux d'Aix ont été les causes d'accidents, c'est que les malades avaient outrepassé les ordres formels du médecin. Par contre, les traitements bien ordonnés, bien suivis, donnent d'excellents résultats, et je connais bien des malades qui, venus à Aix avec des ankyloses presque complètes, sont repartis avec une partie ou la totalité de leurs mouvements.

Pour les affections moins sérieuses, les hydarthroses, les arthrites sèches, la guérison est la règle, une ou deux cures suffisent en général, mais cette guérison n'arrive jamais pendant la cure même, elle ne vient que dans les deux ou trois mois qui la suivent.

Sciatiques. — La réputation des eaux d'Aix pour la guérison des sciatiques, est ancienne et bien méritée; les résultats que l'on obtient, même chez les malades qui ont essayé en vain toutes les médications prescrites en pareil cas, sont vraiment remarquables. Le Dr Demeaux en a cité plusieurs observations dans le *Lyon médical.* Les moyens qu'on emploie sont variés, le bain, l'étuve, la douche locale de vapeur, la douche générale sont tour à tour utilisés; j'emploie de préférence la douche avec étuves, en intercalant dans les trois ou quatre jours, soit un bain, soit une douche locale de vapeur. Bien que les massages aient été préconisés contre la sciatique, j'ai pour habitude de faire peu doucher la jambe malade, à douches; dans ces cas, les bains tempérés ont donné d'excellents résultats. Dans les premiers ouvrages publiés sur Aix, les cas de guérison les plus remarquables étaient précisément des sciatiques, et à ce moment les douches n'existaient pas.

Pharyngites et laryngites. — Elles sont au nombre de 56, dont 16 seulement sans accompagnement de douleurs rhumatismales. Le traitement général est le plus puissant modificateur, mais il est indispensable d'y ajouter soit les humages d'Aix, soit les pulvérisations de Marlioz, soit la boisson de Marlioz, et même de Châlles ; la variété des appareils existants dans les deux établissements d'Aix de Marlioz, la différence de qualité de l'eau, permettent au médecin de varier le traitement à l'infini, suivant les indications médicales.

Syphilis. — Dans ma thèse inaugurale de 1857, j'ai posé d'une façon précise les indications des sulfureux dans le traitement de la syphilis, les conclusions auxquelles je suis arrivé sont les suivantes :

1° Le soufre et les sulfureux à eux seuls ne guérissent pas la syphilis, mais ils ont une influence incontestable sur les complications de cette maladie.

2° Par leur action excitante ils appellent à la peau les manifestations syphilitiques, éclairent par conséquent le diagnostic et dirigent le médecin pour la thérapeutique.

3° Ils agissent sur les organismes, en cours de traitement mercuriel, de plusieurs manières, en portant le médicament là où est le mal ; c'est-à-dire en produisant l'élimination du mercure par la peau, en s'opposant à l'accumulation mercurielle et par suite aux accidents qui en

résultent : diarrhée, stomatite, cachexie et les guérissent
quand ils se sont produits.

4° Par l'excitation cutanée qu'ils produisent, les sulfureux ont plusieurs effets : Ils accélèrent la circulation
sanguine et lymphatique, ils impriment aux ulcérations
une modification curative, surtout lorsque la scrofule
est en jeu, dissipent ainsi les engorgements ganglion-
naires, et d'après la théorie moderne sur le rôle physiologique des ganglions, ils servent à la reconstitution du
sang.

Les expériences que j'avais faites à ce moment ont été
reprises par mon confrère le Dr Brachet, par M. Duvernay
et par moi, et nous avons pu nous convaincre combien
était grande la tolérance des malades pour la médication
spécifique et combien le mercure s'éliminait facilement, soit qu'il ait été accumulé dans l'organisme, soit
qu'il soit pris par le malade en cours de traitement.

Au début de ma carrière et suivant en cela la tradi-
tion, je ne me servais qu'avec une grande réserve de la
médication spécifique pendant la cure thermale ; aussi
les résultats que j'obtenais n'étaient-ils pas toujours
aussi satisfaisants que pouvaient le faire prévoir les résultats obtenus dans mes expériences.

Depuis, m'inspirant des indications formulées par
M. Charcot et M. Fournier, et suivant en cela la pratique
d'Aix-la-Chapelle, j'ai administré les médicaments spé-
cifiques à haute dose en même temps que le traitement
thermal.

J'emploie de préférence les frictions d'onguent na-
politain à la dose de 3 à 4 grammes, et l'iodure de po-
tassium à la dose de 4, 5 et 6 grammes par jour. Grâce

au traitement thermal, les malades tolèrent cette médication avec la plus grande facilité. J'ai vu des malades
complètement réfractaires à toute médication dans les
villes, tolérer à Aix les médicaments les plus énergiques
à très haute dose. Pour les malades qui ne veulent pas
de frictions, j'ai toujours soin de faire donner la préparation hydrarygique, qui doit les remplacer, en dehors
de l'absorption de l'eau sulfureuse ; le mélange de cette
eau avec la préparation mercurielle formant un sulfure
de mercure presque insoluble et par conséquent sans
action aucune. Les étuves, les douches avec massage et
maillot, l'eau de Châlles prise à l'intérieur, sont la base
du traitement thermal, et les malades guérissent rapidement, alors qu'ils avaient passé de longs mois et même
des années à obtenir des améliorations passagères.

Mais pour arriver à ce résultat un traitement relativement long est nécessaire. Les vingt ou vingt-cinq jours
habituellement consacrés à une cure thermale sont
insuffisants ; un séjour de trente à quarante jours à Aix
est indispensable, si l'on veut obtenir tous les résultats
qu'on a le droit d'espérer avec la double médication
thermale et spécifique.

Par contre, vingt ou vingt-cinq jours de traitement
suffisent aux malades qui prennent les eaux comme
pierre de touche et veulent savoir s'ils sont bien guéris
de leur ancienne maladie. Les douches et surtout les
étuves sont indiquées dans ce cas.

Bronchites. — Elles ont été au nombre de trente-quatre,
dont treize accompagnant le rhumatisme et cinq de
nature tuberculeuse. On peut être surpris de ce nombre
relativement faible d'affections bronchiques et surtout

d'affections tuberculeuses dans une station sulfureuse. Le corps médical envoie généralement peu les phthisiques à Aix, c'est que notre caractéristique d'Aix est la douche; mais je crois cette exclusion peu justifiée; les inhalations et les humages chauds d'Aix, les inhalations froides de Marlioz, la boisson de Marlioz et d'Aix nous donnent de véritables et sérieux bénéfices, surtout si l'on considère la douceur de notre climat, et le peu de variations atmosphériques que nous avons à subir comparativement aux autres stations sulfureuses des Pyrénées.

Mon confrère le Dr Brachet et moi avons publié des observations remarquables de guérison dans des cas de tuberculose bien avérée. Des observations analogues ont été citées et publiées par les docteurs Bertier père et Berthet.

Mais où le traitement d'Aix et de Marlioz combinés ont donné les résultats les plus complets et les plus certains, c'est dans cette forme de bronchite chronique produite par l'hypertrophie des ganglions bronchiques. C'est aussi chez les enfants qui, soit par leurs antécédents héréditaires, soit par la facilité avec laquelle ils prennent des bronchites et des angines, sont à chaque instant disposés à voir évoluer la terrible maladie qu'il sera si difficile de guérir plus tard.

Les bains de piscine avec natation, les inhalations froides de Marlioz, dans lesquels, outre l'hydrogène sulfuré, il y a un peu d'iode, la boisson de Marlioz et celle de Châlles sont pour ainsi dire *souverains* dans ces cas, et je ne saurais trop insister auprès des malades, comme auprès des médecins, pour envoyer à Aix les enfants se trouvant dans ces conditions.

Le moment le plus propice pour faire ce traitement est la fin du mois d'août, le mois de septembre et même le mois d'octobre; il a le double avantage de coïncider avec les vacances scolaires, et de permettre de faire, sans trop de chaleur, des promenades, des excursions dans notre pays si pittoresque et si varié, adjuvant fort utile dans le cas.

Métrites. — Au nombre de quatorze, elles ne représentent pas exactement le chiffre proportionnel d'affections utérines soignées à Aix. Les affections chroniques de l'utérus, les engorgements douloureux accompagnent si souvent le rhumatisme, qu'ils n'en sont le plus souvent qu'un symptôme qui se modifie avec le rhumatisme et qui se guérit avec le traitement général bien dirigé.

Dans les quatorze cas cités spécialement, il s'agit surtout d'engorgement chronique avec catarrhe utérin, soit survenu d'emblée, soit consécutivement à une grossesse ou à un accouchement difficile. Les bains sulfureux prolongés, la boisson sulfureuse de Marlioz et de Châlles, les injections vaginales doivent être prescrits, combinés avec les douches écossaises ou les douches en cercles, destinées à donner du ton et de la vigueur à des malades affaiblis par les douleurs ou par des pertes utérines.

Les injections utérines doivent être prises avec une grande prudence; en général, je proscris de la pratique balnéaire les appareils à pression forte, et je donne la préférence au simple récipient muni d'un tube en caoutchouc qui peut être placé à des hauteurs différentes et donner ainsi des pressions déterminées par le médecin, mais qui ne peuvent pas varier.

Dans les cas subaigus, j'emploie souvent les spéculums grillagés qui permettent de donner un véritable bain utérin.

Ces inflammations utérines, qu'elles soient primitives ou consécutives à des opérations obstétricales, se modifient en général très bien à nos eaux; les douleurs se calment, l'utérus diminue de volume, l'écoulement leucorrhéique, qui augmente pendant la durée de la cure, diminue et disparaît, et de là, la possibilité de grossesses consécutives au traitement thermal, grossesses attendues inutilement depuis longtemps. ¦

Les autres affections de nature rhumatismale, *névralgies, dispepsies, gastralgies*, sont en général bien et rapidement modifiées par la cure thermale. Les bains de piscine, les douches tempérées, constituent le principal traitement. Mais, dans des cas tenaces, dans les névralgies anciennes comme dans les gastralgies, il est nécessaire de recourir à l'étuve avec sudation, et j'ai vu déjà plusieurs malades atteints de gastralgies très pénibles se guérir complètement à Aix par le dernier moyen, après avoir inutilement tenté des traitements dans des établissements plus spécialement affectés à la cure des affections gastriques et intestinales.

Les *affections nerveuses*, au nombre de 14, auxquelles on peut ajouter 7 ataxiques, représentent une proportion relativement considérable pour une station où l'eau et le traitement ont en général une action excitante. Les résultats heureux auxquels nous arrivons tiennent, ici, plus au mode de traitement employé qu'à la vertu de l'eau minérale. Avec le personnel que nous avons dans l'établissement thermal, avec la variété de douches dont nous disposons, nous pouvons atténuer le traitement suivant les indications, et faire alors de l'hydrothérapie thermale et obtenir des résultats heureux comme dans les autres établissements hydrothérapiques.

Les accidents consécutifs aux *contusions, aux fractures, aux plaies simples ou par armes à feu*, se trouvent très bien du traitement d'Aix. Les résultats que nous avons obtenus sur les blessés de la guerre de 1870, ceux que l'on obtient tous les jours sont vraiment remarquables ; et l'on comprend cette action heureuse, quand on pense aux moyens puissants dont nous disposons. Les douches avec massage, les douches locales de vapeur surtout, sont toujours employées dans ces cas ; l'action de l'eau et de la vapeur thermale, jointe à celle du massage, donne toujours d'excellents résultats. Mais pour le traitement de ces affections une grande attention doit être donnée à l'application du massage ; il peut et doit être plus longtemps continué, on peut même faire deux séances par jour, une à l'établissement avec l'eau thermale, une à domicile avec un massage à sec. Ce dernier peut être continué après la cure thermale.

La même remarque doit être faite pour le *torticolis*, qu'il soit produit par une altération du muscle, ou par une altération osseuse. La douche de vapeur locale, avec un massage fait avec grande attention, les douches générales les bains de piscines amènent une guérison qui en général est la règle.

Les *affections de la peau* traitées à Aix sont peu nombreuses ; la faible minéralisation de nos eaux, leur action

excitante, qui ne permet pas de les employer d'une façon
aussi prolongée que dans d'autres stations thermales,
expliquent cette rareté relative. Pourtant toutes les affections cutanées arthritiques sont bien modifiées à Aix,
soit par les bains, soit par les étuves; nous avons, de
plus, un puissant adjuvant dans l'eau de Marlioz qui,
prise en bain et en boisson, nous permet de remplir
les indications des stations sulfureuses fortement
minéralisées. C'est surtout pour les affections stru-
meuses que cette dernière station nous est d'une
grande utilité. En joignant au traitement l'eau de
Châlles prise à l'intérieur, ou ajoutée aux bains de
Marlioz et d'Aix, ou peut obtenir tous les résultats que
l'on a le droit d'attendre *du soufre* à l'intérieur et à
l'extérieur.

Paralysies. — Les paralytiques qui viennent chercher
une amélioration à Aix sont assez nombreux.

Tous les médecins ont cité des cas d'amélioration sensible après une cure d'Aix. Rapport du Dr Gaillard 1856.
J'ai moi-même constaté des cas nombreux de guérisons
ou tout au moins d'amélioration. Mais, le traitement
doit être fait avec la plus grande prudence; on doit
choisir de préférence les douches largement aérées,
celles où la pression est à son minimum et éviter toutes
les causes qui peuvent accélérer la circulation ou con-
gestionner la tête.

D'un autre côté, les malades ne doivent être dirigés sur
Aix que si l'accident qui a été la cause de la paralysie
est de date ancienne. Je ferai une exception à cette
règle, pour la paralysie infantile et les paralysies par
empoisonnements qui sont toutes différentes des pre-

mières, et doivent être traitées le plus rapidement possible.

Pour les autres affections, glycosurie, albuminurie, colique de plomb, phlegmasia *alba dolens*, etc., elles n'appartiennent pas à la caractéristique d'Aix; mais on comprend qu'on puisse, avec les moyens variés dont nous disposons, obtenir de bons résultats, en faisant mieux fonctionner la peau et en mettant les malades dans de meilleures conditions hygiéniques.

Mais, dans tous ces cas, le médecin doit mettre une grande réserve au traitement. Dans l'albuminurie surtout, quand la lésion rénale est ancienne, que l'albumine est abondante, il faut s'abstenir de traitement thermal, et réserver ce dernier pour les albumineries *a frigore* qui sont très bien améliorées par l'hydrothérapie thermale, mais toujours à la condition de s'entourer de toutes les précautions hygiéniques dont j'ai parlé au début.

Pour beaucoup de maladies traitées à Aix, il est un adjuvant précieux que j'emploie souvent et qui nous rend de grand services, c'est l'*électricité;* les courants continus, les courants induits sont tour à tour employés suivant les indications, soit qu'on veuille calmer les douleurs trop vives, réveiller la contractilité des muscles, ou combattre des contractures anciennes; aider à la nutrition ou à la reconstitution des muscles atrophiés; et enfin activer la résorption d'épanchements articulaires anciens. Ces moyens doivent être employés avec une certaine réserve; en multiplier l'emploi serait, je crois, créer une confusion, en ne permettant pas d'établir d'une façon précise l'action réelle soit du traitement d'Aix, soit du traitement électrique. Les eaux d'Aix ont par elles-mêmes une action assez puissante, les résultats consécutifs qu'on obtient sont assez remarquables, pour qu'on n'emploie l'électricité que comme un adjuvant utile, quelquefois même nécessaire, mais toujours secondaire dans le cours du traitement thermal.

PARIS. — IMPRIMERIE ÉMILE MARTINET, RUE MIGNON, 2.

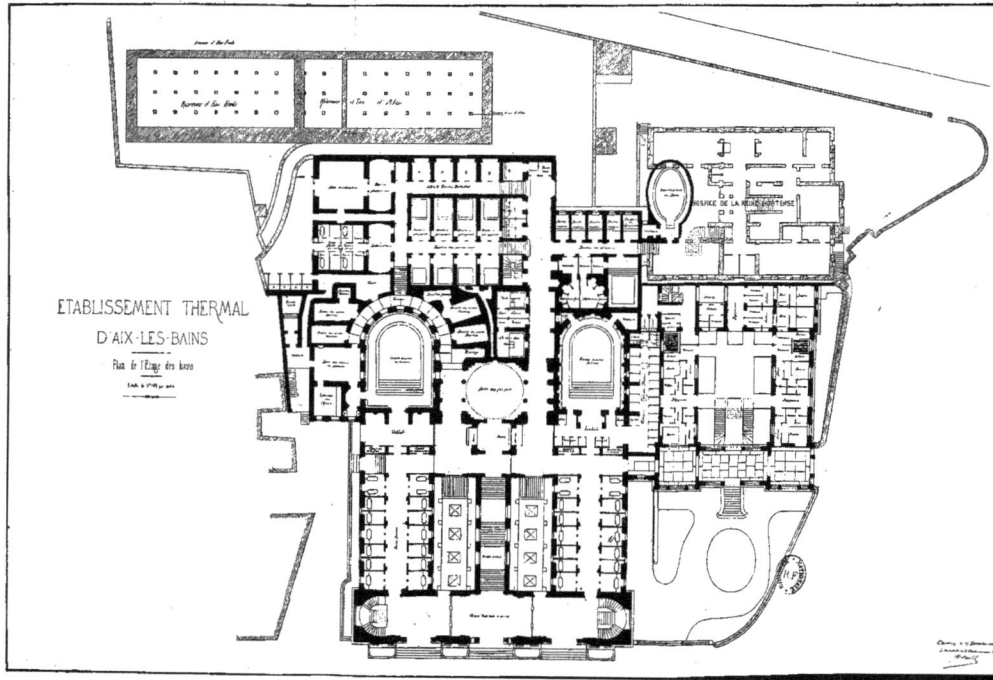

ETABLISSEMENT THERMAL
D'AIX·LES·BAINS

Plan de l'Étage des bains

ETABLISSEMENT THERMAL D'AIX-LES-BAINS

Plan de l'étage en soubassement.

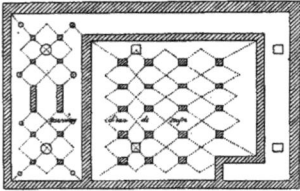

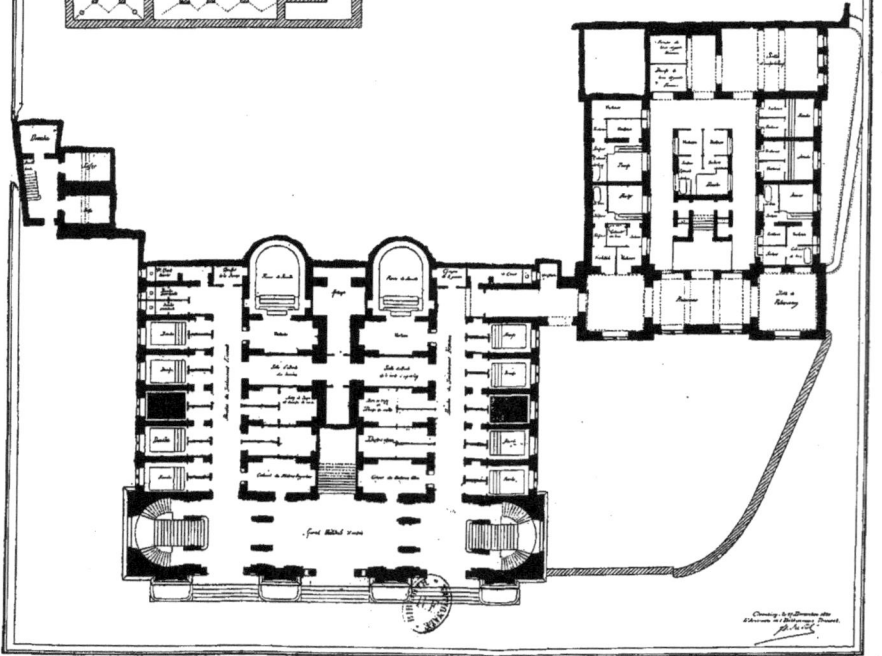

189

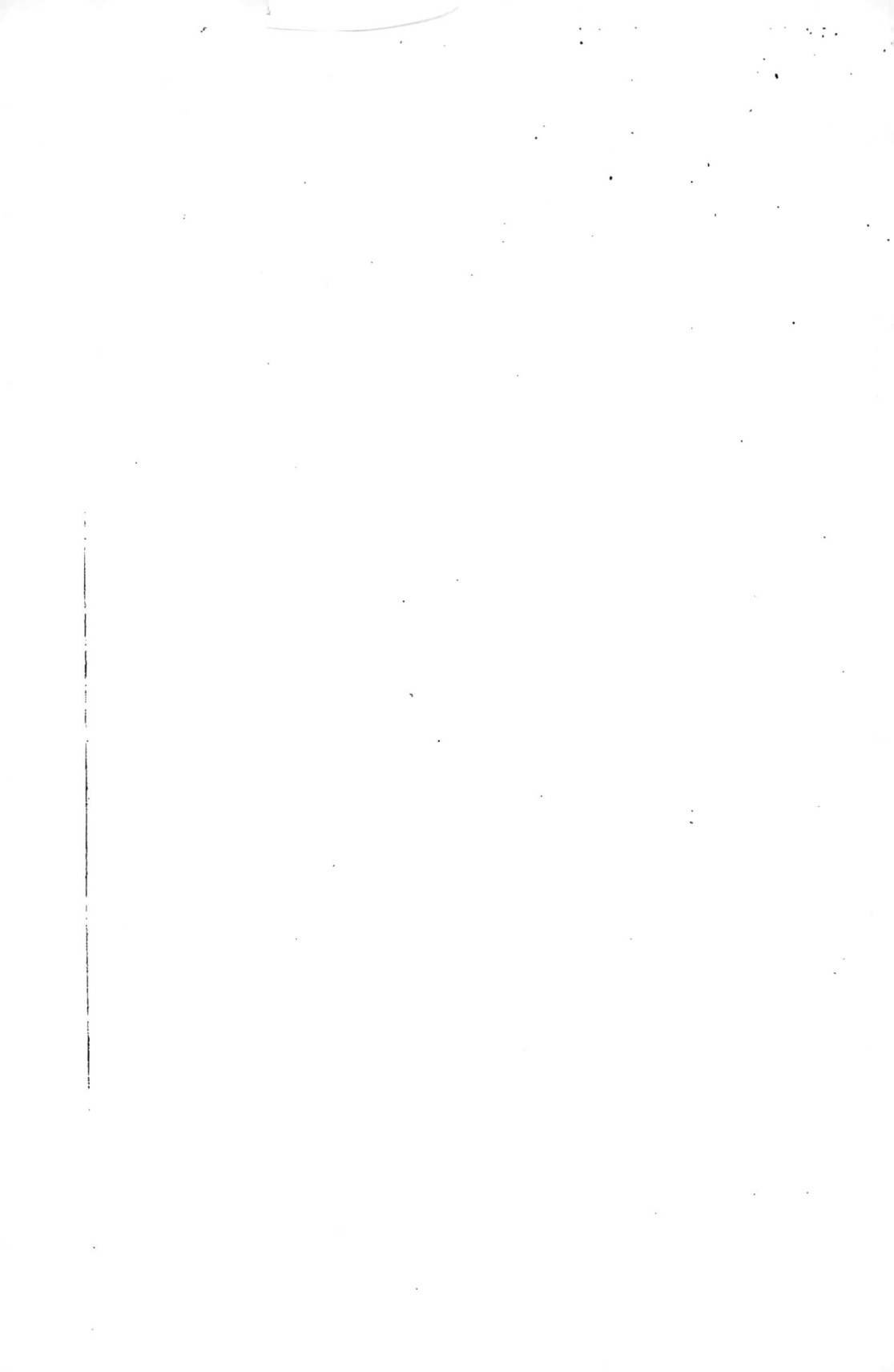